AF356482

Hygiène Publique

DE LA

DÉSINFECTION

PENDANT & APRÈS LA MALADIE

PAR

Le Docteur LEMAIRE (du Tréport)

Ancien interne des hôpitaux de Lille
Ancien sous-aide requis aux hôpitaux de l'armée d'Italie (1859)
Ancien médecin de la Marine militaire
Ancien Inspecteur des Bains de mer du Tréport
Médecin de l'Hospice et du Bureau de Bienfaisance
Membre correspondant des Sociétés de médecine d'Amiens et de Rouen
Médaille de vermeil (Choléra 1882)

Extrait du *Concours médical* DU 30 MARS 1895

CLERMONT (OISE)

IMPRIMERIE DAIX FRÈRES
3, PLACE SAINT-ANDRÉ, 3

1895

DE LA

DÉSINFECTION

pendant et après la maladie

PAR

Le Docteur LEMAIRE

Quand je compare les cas de diphtérie que j'ai observés autrefois à ceux que je constate depuis une dizaine d'années, je remarque une énorme différence : autrefois, plusieurs cas dans une famille ; maintenant un seul, non que l'isolement soit plus complet, car le plus souvent, il est impossible d'envoyer les autres enfants chez des voisins ou des parents ayant eux-mêmes charge d'enfants ; non pas également parce que les prescriptions de propreté personnelle, de désinfection des selles, des linges contaminés, etc., soient mieux observées. Cette différence, selon moi, remonte plus loin que l'époque où mes clients ont commencé à prendre ces précautions. (Je ferai remarquer, d'ailleurs, que la plupart de mes diphtériques appartiennent à une classe où il n'y a pas à attendre l'observation rigoureuse de ces prescriptions.)

En 1882 Demons (de Bordeaux) signalait les bons effets du Spray phéniqué dans la diphtérie (*Journal de médecine et de chirurgie pratiques*, 1882, p. 169). — L'année suivante le même journal, p. 176, donnait un traitement analogue de Lolli (de Trieste). — Ces deux communications passèrent inaperçues.

En 1884, Delthil préconisa les vapeurs produites par l'incandescence de l'essence de térébenthine et du goudron de gaz qu'il essayait depuis huit années. Ce traitement *antiseptique* parut donner d'excellents résultats et agir comme prophylactique en protégeant les personnes qui soignent les diphtéritiques ; il attira grandement l'attention, mais avait un grand inconvénient, couvrir de noir de fumée les gens et les choses. A la même époque, Renou (de Saumur) indiqua également un traitement *antiseptique* de la diphtérie par les vapeurs d'acide phénique, d'acide salicylique et d'acide benzoïque, en solution alcoolique étendue d'eau, enveloppant nuit et jour le malade jusqu'à guérison, traitement paraissant aussi efficace que celui de Delthil et n'en ayant pas les inconvénients.

Ces deux traitements furent très commentés à diverses reprises par les journaux de l'époque, à cause des guérisons nombreuses qu'ils paraissaient procurer.

J'avais alors une malade d'une vingtaine d'années atteinte d'angine couënneuse des plus graves, j'étais très inquiet. A bout de ressources, j'essayai le traitement Renou. Dès la première heure, pourrais-je dire, la scène changea : la malade respira. Puis les symptômes allèrent en s'amendant, et la guérison fut obtenue rapidement. A partir de ce moment, j'adoptai ce traitement pour tous les malades, supprimant plus tard l'acide benzoïque par raison d'économie, me bornant enfin à l'acide phénique dissous dans l'alcool.

C'est depuis cette époque que je ne constate plus qu'un seul cas par famille, vérifiant ainsi la justesse de l'épithète *antiseptique* donnée à ce traitement.

Telles étaient les idées, assez vagues du reste, qui résultaient de ma pratique, quand je lus dans les nᵒˢ 44 et 49 de la *Tribune médicale* 1894 la confirmation ainsi que l'explication théorique des faits que j'avais observés : 1º Propriétés antiseptiques des vapeurs d'aldéhyde formique, communication faite par M. Trillat à l'Académie des Sciences le 1ᵉʳ octobre 1892. 2º Antisepsie par les fumigations phénoliques, par M. Meillère, pharmacien en chef de l'hôpital Tenon.

J'ai trouvé depuis lors plusieurs communica-

— 3 —

tions ou articles sur ces deux sujets ; peut-être en est-il d'autres que j'ignore. Ces diverses recherches me paraissent avoir des conséquences pratiques importantes et je m'étonne que, parmi les journaux médicaux assez nombreux que je vois, la *Tribune médicale* seule ait mentionné deux de ces communications. Peut-être d'autres journaux en ont-ils parlé, mais le *Concours* n'en ayant fait qu'une courte mention, je crois bien faire d'attirer l'attention de mes confrères sur ces procédés antiseptiques.

L'aldéhyde formique ayant donné lieu à plusieurs travaux dont l'examen serait un peu long, je m'occuperai d'abord de l'article de M. Meillère qui ne nécessite aucun appareil.

Mode opératoire (*Tribune médicale*, 6 février 1895). — « Placer sur le trépied d'une lampe à alcool ou sur le verre d'une lampe à pétrole surmonté d'un petit support une capsule en porcelaine de 12 à 15 c. m. de diamètre au fond de laquelle on aura mis au préalable 2 à 5 grammes de l'antiseptique choisi, poudre ou liquide (sans intervention d'aucun dissolvant : eau, alcool, éther). Préserver les parois de la capsule au moyen d'une plaque en laiton mince (clinquant de laiton) portant en son milieu une ouverture circulaire de 5 c. m. de diamètre sur laquelle repose le fond de la capsule. Si malgré ces précautions les vapeurs venaient à s'enflammer, éteindre la lampe et poser un carton ou une plaque de clinquant sur la capsule : l'extinction est immédiate ». On peut d'ailleurs se servir d'une vieille casserole.

Les antiseptiques pouvant être employés sont très nombreux ; mais la résorcine, le gaïacol, l'aldéhyde formique et le thymol, d'après M. Meillère, conviennent plus particulièrement à l'antisepsie des voies respiratoires.

J'ai eu recours, pour ma part, à la naphtaline, au benzo-naphtol et à la résorcine. Les deux premiers produisent une vapeur dont l'odeur est désagréable à bien des gens. La résorcine n'a pas cet inconvénient et c'est à elle que je m'adresse d'ordinaire. Comme dans le premier cas où j'ai employé les vapeurs phéniquées, j'ai constaté une plus grande facilité de la respiration, et particulièrement chez un enfant de six ans atteint de diphtérie et n'ayant eu besoin que d'une seule injection de 20 grammes de sérum ; les vapeurs de résorcine arrêtaient la toux. Chez deux autres enfants d'environ un an, atteints de broncho-pneumonie, le succès a été tout aussi manifeste, de même que chez un enfant de 2 ans chez qui une bronchite aiguë ramenait des quintes de coqueluche.

Ajoutons qu'elles n'ont aucune action nuisible sur les métaux, tentures, etc.

Ces vaporisations ont un grand avantage sur les vapeurs phéniquées de Renou, qui nécessitent l'emploi du fourneau à pétrole et par suite une énorme production de chaleur difficile à supporter dans bien des cas ; je ne l'ai que trop souvent constaté dans les chambres restreintes où étaient mes malades.

Quand un enfant est atteint de diphthérie, on fait aujourd'hui les injections préventives de sérum ; le Dr Lebreton, dans la séance de la Société des hôpitaux du 1er février 1895, signalait les inconvénients de cette injection. — Peut-être cette antisepsie pendant la maladie pourra-t-elle les rendre moins indispensables. Au commencement de février dernier, à une époque où l'on n'avait pas de sérum à discrétion, j'eus un cas d'angine à streptocoque, à forme de croup d'emblée, chez un enfant de 12 mois ; dans une chambre de 29 mètres cubes vivaient le père, la mère, et 4 autres enfants ; ces derniers ne pouvant plus aller à l'école (défense que je fais toujours), ne pouvant être envoyés chez des voisins ou parents, sortant à peine à cause du froid intense, passaient leur journée et jouaient avec le petit malade. Deux grammes de résorcine furent vaporisés jour et nuit toutes les 2 heures pendant les premiers jours, puis toutes les 3 heures ; enfin, 15 jours après le début, 3 grammes trois fois par jour. Grâce au sérum, le petit malade fut sauvé. Les vaporisations sont continuées en attendant la désinfection réglementaire et aujourd'hui 9 mars les autres enfants sont encore indemnes.

Cette méthode n'est pas seulement empirique : « Etendons, dit M. Meillère, sur du papier à filtrer un mélange de plusieurs bouillons de cultures : pyocyanique, staphylocoque, coli-bacille, ou encore une dilution de selles typhiques. et pratiquons la fumigation sèche après dessication complète du papier. Les parcelles de papier peuvent être introduites dans du bouillon de peptone sans que ce dernier cultive. »

Nous avons donc là un moyen très facile de faire de l'antisepsie *pendant* la maladie pour le plus grand bien des malades et de l'entourage et qui, de plus, rend plus aisée la désinfection *après* la maladie. Pour ma part, dans un cas où les vaporisations avaient eu lieu pendant toute la maladie et où la désinfection officielle présentait des difficultés, j'ai fait vaporiser dans une petite chambre de 25 mètres cubes, 3 grammes de résorcine toutes les trois heures de 8 heures du matin à 8 heures du soir, la porte n'étant ouverte que pour allumer la lampe et l'éteindre et je suis convaincu que j'ai aussi bien désinfecté qu'avec les moyens habituels. Mais ce procédé est défectueux, en ce qu'il nécessite une grande confiance dans les familles ; il ne peut donc être employé que dans des cas exceptionnels.

Il n'en est pas de même de l'Aldéhyde formique. dont nous allons nous occuper et qui a donné lieu à divers travaux que nous allons résumer. J'insisterai plus longuement sur cet agent. assez peu connu, me semble-t-il. (car il m'a été d'abord difficile d'avoir sur lui les renseignements nécessaires), et qui surtout paraît appelé à jouer un grand rôle dans la désinfection.

L'aldéhyde formique ou méthylique a été découverte en 1868 par W. Hofmann ; on l'obtient en dirigeant un courant d'air chargé de vapeurs d'alcool méthylique à travers un tube chauffé contenant des fils de platine ou des morceaux de coke portés au rouge sombre. Comme le fait remarquer le Dr Miquel dans un remarquable travail, que nous analysons, c'est une substance chimique, non brévetable, que tout le monde peut préparer et par conséquent le médecin doit prescrire l'aldéhyde formique et non les noms commerciaux, formol, formaline, formaldéhyde, méthanal, etc.. qui, dit-il, peuvent faire vendre

25 fr. le litre une solution dont la valeur réelle n'atteint pas 2 francs.

Dès 1888, Loew reconnut le pouvoir antiseptique de l'aldéhyde formique.

Le 30 mai 1892, M. Trillat fit, en collaboration avec le Dr Berlioz, une communication à l'Académie des Sciences « sur les propriétés antiseptiques de la formaldéhyde » ; à 1/25,000, des bouillons de culture n'avaient subi aucune altération au bout de 4 jours ; avec cette proportion de bichlorure ils étaient décomposés après 24 heures ; à 1/12000, ils étaient intacts après plusieurs semaines, tandis que 1/6,000 de bichlorure n'empêchait pas la décomposition après 5 ou 6 jours.

Les bouillons ensemencés avec le *Bacillus anthracis* sont infertilisés à la dose de 1/25.000.

Le Dr Berlioz, de Grenoble, a, de son côté, obtenu les résultats suivants :

	Dose infertilisante pour 1.000	Dose non infertilisante pour 1.000
Culture de pertes blanches	0 gr. 030	0 gr. 020
Bactérium coli commune..	0 » 030	0 gr. 020
Bacille d'Eberth..........	0 » 050	0 gr. 040

M. Trillat a réusi à obtenir des solutions d'aldéhyde formique à 40 %, se conservant très bien, tandis que dans des solutions plus concentrées, heureusement peu nécessaires, l'aldéhyde formique se transforme en trioxyméthylène, dont l'action est plus lente.

Les viandes, de quelque nature qu'elles soient, se conservent indéfiniment lorsqu'elles ont été plongées dans ces solutions ; à 1/500 même une immersion de quelques secondes retarde de plusieurs jours la décomposition.

Le 1er août 1892, MM. Berlioz et Trillat font une nouvelle communication sur les « Résultats obtenus par les vapeurs de formaldéhyde (1) ». Si

---

(1) Dans une lettre du 10 février 1895, M. le Dr Berlioz me dit : « Je considère les *vapeurs* d'aldéhyde formique comme le plus puissant antiseptique. Quant aux *solutions*, elles n'ont aucune valeur. C'est bizarre, mais c'est ainsi. »

l'on expose à un courant d'air ayant traversé une solution à 5 %, des morceaux de toile imbibés de culture de Bacille d'Eberth et de bactéridie charbonneuse, la bactéridie charbonneuse est tuée après 20 minutes, le bacille d'Eberth après 25 minutes, tandis que des solutions de cannelle de Ceylan ou de créosote à 5 % ne tuent pas ce bacille après 1 heure. Les vapeurs d'aldéhyde formique, disent-ils, sont donc bien plus énergiques que ces deux agents qui sont réputés comme très antiseptiques.

Ils stérilisent le pharynx et les amygdales en respirant pendant une demi-heure un courant d'air barbotant dans une solution à 5 %. Quant à l'action toxique, un cobaye, dans une caisse avec une solution à 40 %, meurt en trois jours.

Leurs conclusions sont :

1º Les vapeurs se diffusent rapidement dans les tissus et les rendent imputrescibles.

2º Elles s'opposent, même en faibles proportions, au développement des bactéries et des organismes.

3º Elles stérilisent en quelques minutes les substances imprégnées de bacille d'Eberth ou de charbon ;

4º Elles ne sont toxiques que respirées en grande quantité pendant plusieurs heures.

Le 1er octobre 1894, nouvelle communication à l'Académie des sciences par M. Trillat : « Propriétés antiseptiques des vapeurs d'aldéhyde formique. » Frappé des difficultés qu'il y a à se procurer l'aldéhyde formique, M. Trillat a fait confectionner une lampe à alcool, surmontée d'une toile de platine ; cet appareil transforme l'alcool de bois en aldéhyde formique. Des expériences diverses ont été faites : les vapeurs d'aldéhyde formique agissent à toutes les hauteurs du sol au plafond ; les microbes de balayures d'hôpital sont détruits en 8 heures dans une salle de 20 mètres en brûlant 200 grammes d'alcool méthylique. Dans une salle de 200 mètres cubes, même résultat en 24 heures en brûlant 2 kgr. d'alcool. *Si ces balayures sont mouillées, l'action ralentit en raison du degré d'humidité.* Dans une chambre de malade de 45 mètres cubes, l'appareil

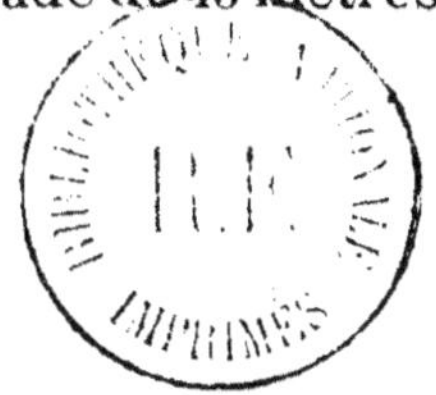

ayant fonctionné 4 *heures* seulement, les ensemencements sont restés clairs pendant 15 jours et plus, faits soit avec râclages du plafond, du plancher, de la surface des objets, soit avec de petits carrés de papier, d'étoffes, des fragments de bois qui avaient été trempés dans des bouillons riches en colonies charbonneuses ou légèrement badigeonnés avec des crachats tuberculeux. De plus, dans cette expérience, les vapeurs d'aldéhyde formique avaient traversé de part en part des étoffes épaisses, des papiers, et même le bois était assez profondément traversé.

Comme nous le verrons dans les autres travaux, ces vapeurs n'attaquent ni les métaux, ni les étoffes, ni les instruments de chirurgie ; cependant. dit M. Trillat, il y a une légère modification de teintes pour les soies teintes par les dérivés de la rosaline et par certaines couleurs axoïques. L'appareil de M. Trillat me paraît très commode et à la portée des gens les moins habitués aux manœuvres des appareils. Nous nous en servons dans les cas où les pulvérisations feraient trop de dégâts. L'odeur disparaît par un fort courant d'air et quand on expose dans la pièce un vase contenant de l'ammoniaque.

Dans la séance suivante de l'Académie des sciences, 8 octobre 1894, MM. Cambier et Brocher envoyèrent une note sur la production de l'ald. formique gazeux destiné à la désinfection, note ayant pour but surtout de prendre date, relativement aux recherches qu'ils font pour le service de l'assainissement de la ville de Paris, et dans le n° d'octobre des *Annales de micrographie* ils donnent la description de leur appareil, basé comme le précédent sur l'oxydation incomplète de l'alcool méthylique au contact de l'air et du platine incandescent. Tandis que Trillat a des lampes plus ou moins grandes selon le local à désinfecter, mais dont le modèle B peut désinfecter un volume de 80 à 100 m. c. et suffire à la plupart des cas (on en fait de plus grands), l'appareil de Cambier et Brocher se compose d'un grand réservoir auquel on adapte d'un à huit brûleurs, selon la capacité du local, et l'on peut alors transformer 800 à 1.000 grammes d'alcool méthylique à l'heure et opérer la désinfection absolue de très vastes locaux (1).

Le Dr Miquel, directeur du service micrographique à l'Observatoire municipal de Montsouris, donne dans les *Annales de micrographie* de 1894, un travail très étendu sur « la désinfection des poussières sèches des appartements » ; dans le n° de juillet, se trouvent les expériences faites à l'aide de l'aldéhyde formique. « Je crois, pour ma part, dit-il, que ce corps est destiné à supplanter tous les antiseptiques dès qu'on aura trouvé le moyen de l'utiliser aisément dans la pratique courante de la désinfection. »

Dans ces recherches, je ne m'occuperai que des résultats obtenus en 24 heures, une plus longue durée n'étant pas pratique. En développant des vapeurs d'aldéhyde formique dans des cloches où sont exposées les diverses poussières, il obtient les résultats suivants :

TITRE de la solution.	Température moyenne.	Perte p. 100 des poussières en bactéries.	SPORES charbonneuses	Volume de solution employé par mèt. cube d'air	POIDS d'aldéhyde formique pur.
33 p. 100	14°3	100.00	tués	50 cm. c.	16gr.5
1 100	15°2	100.00	tués	250 »	2 5
1 100	18°2	100.00	tués	250 »	2 5
1 200	17°6	100.00	tués	250 »	1 25
1 400	21°1	100.00	tués	250 »	0 625

Il n'a pas poussé plus loin ses recherches, car il ne croit pas prudent d'entreprendre des désin-

(1) La désinfection par l'aldéhyde formique étant toute nouvelle et les renseignements à ce sujet étant difficiles à obtenir, je crois devoir faire observer que tous les alcools de bois ne sont pas propres à ce procédé. Il faut du méthylène n'excédant pas la densité de 0.830. Cette indication est importante; elle m'est fournie par M. Lefebvre, pharmacien au Tréport, qui s'est vivement intéressé à ces recherches, et, après plusieurs mécomptes, est arrivé à cette conclusion. Depuis, nos désinfections se font parfaitement.

fections avec des solutions inférieures à 1 pour 100 ; selon lui, il sera utile de se servir de solutions à 2, 3 et même 5 pour 100. Avec la solution à 33 %, les vapeurs rouillaient très légèrement le fer et l'acier ; dans toutes les autres expériences les objets exposés restaient intacts.

Dans une série de cinq expériences sur les spores du charbon, il arrive à cette conclusion : « Quand on songe que 100 grammes d'acide sulfureux par mètre cube se montrent incapables de toucher aux spores du charbon, on ne peut refuser à l'aldéhyde formique un pouvoir bactéricide extraordinairement actif, quand on le voit, sous un poids 300 fois moindre, anéantir sûrement les spores de la bactéridie charbonneuse. »

Relativement aux dangers d'intoxication, le Dr Miquel ne se prononce pas complètement ; il a pu vivre plusieurs minutes dans des cabinets de 4 à 5 mètres cubes dans lesquels étaient produites abondamment ces vapeurs. Le Dr Blum les trouve d'un pouvoir toxique bien inférieur à celui des antiseptiques qui peuvent lui être comparés comme activité.

La *Revue scientifique* du 12 janvier 1895 donne les résultats pratiques auxquels est arrivé le Dr Miquel pour la désinfection.

Pour désinfecter un local, d'après lui, on peut employer soit les solutions aqueuses commerciales d'aldéhyde formique, soit l'aldéhyde formique gazeuse produite par la combustion de l'alcool méthylique dans des lampes spéciales. Mais il rejette absolument les pulvérisations des solutions proposées par les allemands, parce que les désinfecteurs pourraient être rapidement intoxiqués.

Il a étudié spécialement les vapeurs provenant de linges imprégnés de solutions. Dans une dissolution commerciale concentrée, dit-il, marquant 1,07 à 1,08 au densimètre, on dissout du chlorure de calcium cristallisé (1 p. de chlorure dans 2 p. de solution d'aldéhyde formique) de façon à amener la liqueur à posséder une densité voisine de 1,20. Cette solution sert à humecter des linges qu'on étend dans les locaux à désinfecter.

On peut de cette manière désinfecter les livres d'une bibliothèque, en les disposant de champ, les bords libres des feuilles tournés en bas, sur une planchette à claire-voie, dans une caisse ou armoire close ; au-dessus d'eux on étend une bande humectée de 15 à 20 cm. de large sur une longueur à peu près égale à celle de l'armoire ; au bout de 24 heures, la désinfection est obtenue.

Il faut environ 60 à 70 grammes de solution, imbibant une surface d'environ 40 à 50 décimètres carrés par mètre cube. Le prix de revient du liquide antiseptique, qu'on peut préparer à l'avance, est actuellement de 7 francs.

Telles sont les données que j'ai pu recueillir sur l'adéhyde formique. Peut-être me suis-je étendu trop longuement sur ce sujet, mais la question m'a paru si peu connue que j'ai cru utile de la signaler à l'attention de mes confrères.

Dans la séance de l'Académie de médecine du 24 juillet 1894, MM. Laveran et Vaillard ont rendu compte des expériences qu'ils avaient faites sur la désinfection ; lorsqu'on opère cette désinfection, disent-ils, à l'aide des pulvérisateurs, il faut pulvériser le liquide désinfectant jusqu'à ce qu'il ruisselle le long des murs ; même dans ces conditions la désinfection faite par ce procédé est souvent incomplète. La solution d'acide phénique à 5 % leur paraît préférable pour la désinfection des murs par lavage ou par pulvérisation aux solutions de sublimé à 1 ou 2 %.

Ces procédés sont-ils applicables aux appartements dans lesquels se trouvent des papiers de prix, des tentures de valeur ?

Elles sont en général suivies de vaporisations sulfureuses, fatales pour les métaux, les dorures, et qui, d'après le Dr Miquel, à 100 grammes par mètre cube, ne touchent pas aux spores charbonneux, tandis que l'aldéhyde formique les tue à dose 300 fois moindre.

Ces procédés sont bons pour les locaux à cloisons souvent mal jointes, qui n'ont rien à perdre, où même il y a tout intérêt à arracher le vieux papier, à profiter de la désinfection pour se livrer à un nettoyage de fond en comble.

Mais dans les appartements bien tenus ou

riches qu'il y a à désinfecter et non à nettoyer, il est urgent de recourir à des procédés moins radicaux, sous peine de voir les intéressés rechercher tous les subterfuges pour éviter l'application de mesures indispensables à la salubrité publique, à la suppression des épidémies, ou tout au moins à leur réduction au minimum.

Il me semble qu'il ressort des remarquables travaux que nous venons de résumer que nous pouvons y arriver par les moyens suivants, supérieurs aux moyens actuels :

1° Pendant la maladie, vaporisation de resorcine, gaïacol, aldéhyde formique, thymol.

2° Après la maladie, production de vapeurs d'aldéhyde formique avec la lampe Trillat ou l'appareil Cambier et Brochet, ou autres qui ne tarderont pas à paraître, ou bien, comme le conseille le Dr Miquel, en étendant dans la chambre des linges imbibés de la solution formique dont la formule est donnée plus haut et dans les proportions indiquées, en faisant toutefois cette restriction que ce dernier procédé n'est applicable que quand la température ambiante permet l'évaporation dans les 24 heures de tout le liquide imprégnant les linges.

3° Dans les localités où il n'y a pas d'étuve, faire subir la même opération aux vêtements, fourrures, matelas, couvertures, etc., exposés le mieux possible à ces vapeurs. S'il y a une étuve, recourir aux vapeurs d'aldéhyde formique pour les fourrures, gants et autres objets craignant l'étuve.

Après ces opérations par l'aldéhyde formique, il sera bon d'aérer largement comme après les vaporisations sulfureuses et de plus d'exposer dans la pièce des vases contenant de l'ammoniaque.

Clermont (Oise). — Imprimerie Daix frères.

DU MÊME AUTEUR

De la scarlatine régulière et de la rayure scarlatineuse. Thèse, Paris 1867.

Chancre induré chez des sujets précédemment atteints de syphilis. *Gaz. des hôp.*, 17 nov. 1877.

Traitement de l'Orchite par l'acide phénique. *Concours médical*, 1882.

Kyste hydatique du foie, ponctions, aspiration, établissement d'une fistule, guérison en deux mois. *Gaz. des hôp.*, 2 et 5 janvier 1886.

Fracture de l'humérus par action musculaire. *Journal de Méd. et de Chir. pratiques*, art. 13194, 1886.

Nouvel optomètre-astigmomètre. *Union médicale de la Seine-Inférieure*, et 1886, *Recueil d'Ophtalmologie*, 1886.

Observations pour servir à l'histoire de la pneumonie contagieuse. *Normandie médicale*, 1886.

Sur un cas de gangrène de la verge. *Norm. méd.*, 1887.

Tamponnement, fracture de la clavicule et de l'omoplate, emphysème pulmonaire, guérison. *Gaz. méd. de Picardie*, déc. 1887.

Brûlures étendues, choc amenant la mort en quelques heures, *Id.*

Erysipèle à répétition, hydro-hématocèle traitée par l'incision, érysipèle à distance, guérison. *Bull. de la Soc. de Méd. de Rouen*, 1887, et *Norm. Méd.* 1888.

Observations de chancre herpétiforme infectant. *Id., Id.*, 1889.

Contribution à l'application de la cocaïne en chirurgie (fistule à l'anus — hémorrhoïdes). *Gaz. méd. de Picardie*, juin 1889.

Observations de grossesse extra-utérine, mouvements actifs du fœtus persistants. *Bull. de la Soc. de méd. de Rouen*, 1890, et *Norm. méd.*, 1890.

Morphine et atropine, antagonisme. *Journal de méd. et de chir. pratiques*, art. 14353, 1899, et *Gaz. méd. de Picardie*, mai 1890.

Observations de contagion de diphtérie à trois années d'intervalle par suite de l'absence de désinfection du logement. *Gaz. méd. de Picardie*, août 1890.

Observation de fausse grossesse. *Id.*, mai 1891, et *Norm. méd.* 1891.

Le choléra de 1892 au Tréport. Soc. d'Editions Scientifiques, 1893, et *Gaz. méd. de Picardie*, fév., mars et avril 1893.

Clermont (Oise). — Imprimerie Daix frères.